CONSIDÉRATIONS
GÉNÉRALES
SUR LA MÉDECINE.

DISCOURS

PRONONCÉ LE 3 AVRIL 1835, A LA SÉANCE PUBLIQUE DE LA SOCIÉTÉ ROYALE DES SCIENCES, LETTRES ET ARTS DE NANCY.

PAR M. le D.r SERRIÈRES,

Chevalier de l'ordre royal de la Légion d'Honneur, Médecin en chef des Hôpitaux civils et du Collége royal, Professeur de Clinique et de Pathologie internes à l'École secondaire; Médecin consultant honoraire de la maison des Orphelines; Secrétaire général du comité de Vaccine de Nancy; Membre Correspondant de l'Académie Royale de médecine de Paris, de la Société Royale des Sciences, Lettres et Arts de Nancy, du Jury médical du département de la Meurthe, de plusieurs sociétés savantes, nationales et étrangères, etc.

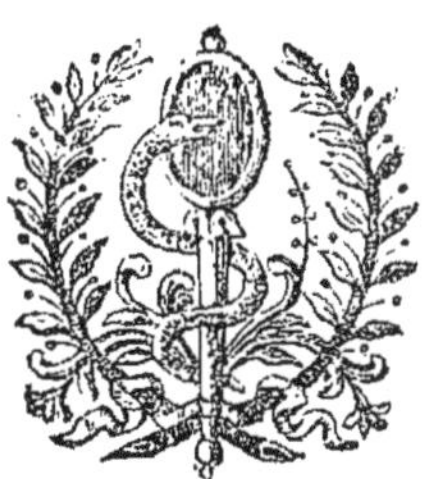

NANCY,

IMPRIMERIE DE V.e HISSETTE, RUE DE LA HACHE, N.o 53.

1835.

CONSIDÉRATIONS

GÉNÉRALES

SUR LA MÉDECINE.

CONSIDÉRATIONS
GÉNÉRALES
SUR LA MÉDECINE.

DISCOURS

PRONONCÉ LE 3 AVRIL 1835, A LA SÉANCE PUBLIQUE DE LA SOCIÉTÉ ROYALE DES SCIENCES, LETTRES ET ARTS DE NANCY.

PAR M. le D.r SERRIÈRES,

Chevalier de l'ordre royal de la Légion d'Honneur, Médecin en chef des Hôpitaux civils et du Collége royal, Professeur de Clinique et de Pathologie internes à l'École secondaire; Médecin consultant honoraire de la maison des Orphelines; Secrétaire général du comité de Vaccine de Nancy; Membre Correspondant de l'Académie Royale de médecine de Paris, de la Société Royale des Sciences, Lettres et Arts de Nancy, du Jury médical du département de la Meurthe, de plusieurs sociétés savantes, nationales et étrangères, etc.

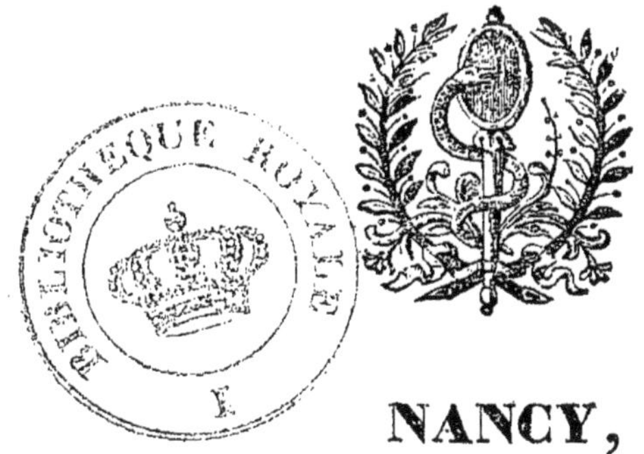

NANCY,

IMPRIMERIE DE V.e HISSETTE, RUE DE LA HACHE, N.o 53.

1835.

CONSIDÉRATIONS
GÉNÉRALES
SUR LA MÉDECINE.

DISCOURS

PRONONCÉ LE 3 AVRIL 1835, A LA SÉANCE PUBLIQUE DE LA SOCIÉTÉ ROYALE DES SCIENCES, LETTRES ET ARTS DE NANCY.

Si l'homme a reçu la part la plus large des dons du Créateur, en revanche il a été soumis à une multitude d'épreuves. En effet, à peine voit-il le jour, que déjà les dangers l'environnent, les maladies l'assiègent, et la mort le menace. Son premier désir fut d'échapper à la douleur, dont l'origine se trouve dans le berceau du genre humain. Pour s'y soustraire, ses premiers essais furent lents et timides; aussi regarda-t-il comme des êtres extraordinaires, même comme des envoyés du ciel, ceux qui avaient obtenu des succès dans l'art de guérir.

A mesure que l'organisme fut mieux étudié, mieux connu, l'on parvint à des résultats plus heureux. Alors commença la véritable médecine, qui suivant les progrès de l'esprit humain et profitant de ses découvertes, embrassa peu-à-peu toutes les sciences, et agrandit tellement son domaine, qu'aujourd'hui quelques hommes privilégiés peuvent seuls en atteindre les limites.

Ce serait, Messieurs, abuser de votre temps que de vous entretenir de l'histoire de la Médecine; elle est consignée dans les écrits de Daniel Leclerc, de Sprengel, de Peyrilhe, de Renaudin. Nous nous bornerons à un aperçu de son état présent en France, des systèmes qui ont agité et partagé le monde médical, enfin de l'éclectisme appuyé sur le naturisme.

Après la suppression des universités, la Médecine fut livrée à l'anarchie la plus complète. Les écoles étaient encore fermées, les chaires désertes, lorsque deux savants la tirèrent du chaos. Fourcroy et Thouret relevèrent l'arbre abattu de la science médicale, et d'une main guidée par la raison et la philosophie, rattachèrent à son tronc antique la branche non moins ancienne qui en avait été trop long-temps séparée, nous voulons dire la chirurgie.

La chirurgie, si florissante sous quelques règnes, si dégradée sous d'autres; tantôt fille adoptive de l'Université, tantôt esclave repoussée de son sein; luttant sans cesse contre sa mauvaise fortune, et toujours dans ses malheurs entretenant le feu sacré, s'est affranchie d'une odieuse tutelle: de moitié dans l'enseignement et dans les prérogatives, elle a joint ses importants travaux à ceux de la Médecine.

Sur les ruines de l'ancienne faculté de la métropole de France, au sein de laquelle tant de découvertes naquirent, s'éleva l'école spéciale de Médecine de Paris, aujourd'hui l'une des premières facultés du monde. Toutes les chaires y offrent des spécialités : la médecine légale, flambeau de la justice et palladium de la sûreté publique, l'hygiène, la toxicologie, les cas rares, font partie du nouveau mode d'enseignement.

Parmi les additions précieuses, n'oublions pas de signaler à la reconnaissance publique celle qui donne l'âme à la science, et transforme en lycée le théâtre de la douleur. Grâces aux bienfaiteurs des infortunés, les principaux hôpitaux de France sont convertis en écoles cliniques. Vénération aux mânes des célèbres Corvisart, Pinel, J.-J. Leroux, Desault, fondateurs des cliniques de Paris ! honneur à leurs dignes émules ! L'étude de la Médecine et de la Chirurgie cliniques est le complément de l'enseignement Médico-chirurgical ; c'est l'application de toutes les branches de la science ; c'est l'art.

La clinique est, pour ainsi dire, un atelier où l'art et la science, se prêtant des appuis mutuels, sont dans une activité réfléchie pour secourir l'humanité souffrante. Rien ne peut remplacer cette source féconde d'instruction. L'étude donne la science ; mais le coup d'œil, arbitre de la destinée des malades, ne s'acquiert que par la pratique (1).

A Paris, le génie des Corvisart, des Hallé, des Pinel, des Bichat s'est retrouvé, pour la médecine, dans les professeurs Orfila, Alibert, Broussais ; pour la chirurgie, l'expérience et la dextérité des Desault, des Boyer, des Dupuytren, se sont reproduites dans les professeurs Roux, Marjolin. A Montpellier, le bel héritage des Barthès, des Chaptal, des Delpech, est devenu le patrimoine de leurs dignes successeurs, MM. Lordat et Lallement; à Strasbourg, la route ingénieuse tracée par les Coze, les Foderé, les Flamant, les Lobstein, est honorablement suivie par les professeurs, Tourdes, Coze fils et Cailliot.

Une école où se trouvent de grands maîtres, ressemble à un fleuve majestueux qui répand ses eaux avec une utile profusion, et fertilise dans son cours, à l'aide de ses diverses ramifications, des terres immenses qui sans lui seraient frappées de stérilité. De même l'instruction donnée par des professeurs habiles forme une multitude de disciples, dont les succès consacrant le souvenir des leçons qu'ils ont reçues, en répandent partout les utiles bienfaits. Grâce à son amour pour les progrès de la médecine, la classe la plus instruite des jeunes médecins a produit des sujets rares et donné aux écoles de fermes soutiens; d'autres en plus grand nombre se sont livrés à la tâche non moins honorable du soulagement de l'humanité; à l'imitation de leurs estimables devanciers, ils deviennent les hommes de la patrie, les consolateurs des familles affligées, par le courageux dévouement qu'ils déploient au milieu des épidémies dévastatrices des villes et des campagnes.

Vingt écoles secondaires de médecine servent à l'instruction des officiers de santé et des élèves qui se destinent au doctorat.

Dépositaire des archives Médico-chirurgicales, l'Académie Royale de Médecine de Paris, illustrée par tant de hautes capacités, parmi lesquelles on remarque le nouveau Vicq-d'Azir, l'érudit et l'éloquent Pariset, s'est imposé l'obligation non-seulement de garder et d'ouvrir aux savants le trésor de la science, mais encore de l'enrichir de tout ce que les observations nouvelles peuvent ajouter à celles de nos prédécesseurs.

On compte encore à Paris et dans les principales villes du royaume des sociétés composées de beaucoup d'hommes instruits.

Nous ne passerons pas sous silence les utiles comités qui propagent la vaccine, dont les bienfaits sont attestés par les services rendus au monde civilisé. (2)

Gardons-nous d'oublier l'expérience que nous devons aux siècles passés : quoique les génies modernes aient cultivé le champ de la médecine avec succès, ils ont laissé à leurs descendans bien des terres à défricher. Chaque siècle a beau vanter ses découvertes ; les corps académiques ont beau répandre tous les jours de nouvelles lumières ; leurs neveux n'en auront pas moins à faire. Le propre des connaissances humaines est de ne se développer qu'avec le temps.

Si les nouvelles institutions ont perfectionné l'enseignement Médico-churugical, disons-le avec douleur, elles ont été d'un bien faible secours à l'exercice de l'art. L'imperfection, ou plutôt la difficile exécution des lois, fit bientôt évanouir des espérances trop légèrement conçues.

A l'époque où nous sommes arrivés, on peut bien encore éclairer l'esprit humain, mais non pas l'asservir. Pour lui, l'indépendance est un droit, l'observation, un devoir.

Dans les siècles reculés, le même individu était à la fois prêtre, juriconsulte, philosophe, médecin. A mesure que la médecine s'est étendue, elle a suffi pour occuper les méditations d'un savant; et même la culture d'une de ses branches a absorbé la vie d'un homme. De là sont venus les médecins, les chirurgiens, les accoucheurs, les oculistes, les pharmaciens. Les législateurs, ayant senti la nécessité d'un corps enseignant, établirent des titres légaux pour constater l'aptitude des élèves dans la partie qu'ils se proposaient d'exercer. Qui le croirait? Dans notre siècle, où les plus grandes découvertes ont été faites, où les études médicales ont été fondées sur les bases les plus solides, où la médecine et la chirurgie sont enseignées avec plus de soin, d'ensemble et de développement que jamais; on a délivré indifféremment, au choix des candidats, les titres de docteur en médecine ou en chirurgie. Ajoutons que malheureusement les diplômes de chirurgien sont dédaignés, et que si l'on n'y prend garde, la chirurgie, si avancée aujourd'hui, finira par rétrograder. (3)

La médecine ayant sagement renoncé à l'absurde dispute des préséances, la première place appartient au plus instruit; on ne connaît plus de subalterne que l'ignorant. Soyons médecin ou chirurgien, comme l'a dit le célèbre Percy; mais n'ayons pas la prétention d'être à la fois l'un et l'autre; ce serait nous condamner à une double médiocrité. Quelle que soit celle des deux sœurs à laquelle nous soyons unis, restons-lui fidèles; ne rougissons pas de son nom, ne la diffamons pas par un honteux divorce; glorifions-nous plutôt d'être entrés dans une famille qui ne fait plus de distinction entre ses enfans, et leur lègue un patrimoine égal de considération et d'utilité.

Ce n'est pas assez que les facultés de médecine aient répandu l'instruction avec prodigalité, et formé des médecins habiles, il faut que l'art consolateur arrive jusque dans la chaumière du pauvre. Mais quand un médecin a consacré ses premières années à l'étude des langues et des sciences physiques; que stimulé par la noble ardeur de parcourir les sentiers difficiles de l'art de guérir, il a embrassé un état plein de tout ce que la nature a de plus repoussant; que la haute idée qu'il a conçue de la médecine l'a lancé dans une carrière qu'il veut fournir avec honneur; pourrait-on exiger de lui qu'il exerçât obscurément, sans espérance de gloire et de fortune, des talents acquis à grands frais? On peut en citer des exemples: nous savons qu'un petit nombre de philanthropes se plaisent dans l'obscurité. Malheureusement la nature humaine répugne à s'imposer tant de peines et de privations, sans espoir d'en être dédommagée par l'aisance et la considération qui accompagnent les succès dans une profession aussi importante.

D'après cet exposé, quels seraient les moyens les plus capables de prévenir les désordres dont nous sommes encore menacés?

Sous le règne de la polémique, chacun peut manifester son opinion: osons émettre la nôtre.

Il est temps de fermer le temple de l'oracle de Cos aux profanes; il n'en est que trop qui s'arrogent le droit de tromper le public, de remplacer le talent par l'intrigue, et de livrer la destinée des malades au triomphe éphémère des réputations usurpées.

Formons le vœu qu'à l'avenir l'expérience du passé profite; utilisons les meilleures vues des institutions anciennes; écartons-en les vices.

Il nous semble qu'il ne serait pas difficile de parvenir à un but généralement désiré. Les trois facultés de médecine ont fait leurs preuves; seulement les études devraient être d'une plus longue durée, les épreuves plus difficiles, et les réceptions plus rares. Les élèves recevraient, selon leur capacité, les titres de Docteur en médecine et en chirurgie, de Docteur en médecine ou en chirurgie et ceux de Licencié en médecine et en chirurgie. Tous les droits seraient pesés dans la balance de la justice. Les écoles secondaires mériteraient une nouvelle organisation. Afin de rendre à la médecine la considération qui lui est due, il est urgent d'établir dans chaque département un collège composé de médecins, de chirurgiens, de pharmaciens. Notre proposition sera-t-elle accueillie?.... Peut-être.

Si la phraséologie pouvait nous séduire, nous serions moins incrédules. Depuis plus de vingt ans, le corps médical des provinces sollicite et attend avec anxiété une loi sur l'exercice de la médecine. Jusqu'ici on s'est borné à de savantes discussions, à de chaleureuses protestations en faveur des droits de l'humanité. En définitive, qu'avons-nous obtenu?... De vaines promesses.

Maintenant passons en revue les vicissitudes que la médecine à éprouvées.

Tour-à-tour elle fut soumise à la mysticité, à l'empirisme, au naturisme, au solidisme, à l'humorisme, à l'anatomisme, à la psycologie, à l'excitabilité, au contro-stimulus, à l'irritation et à l'abirritation, à l'homéopathie, et à une foule de systèmes plus ou moins extravagants qu'il est inutile d'énumérer.

L'esprit de système qui, dans son délire, a combattu trop souvent la puissance des forces vitales, est vaincu. Le naturisme, après avoir majestueusement traversé vingt-trois siècles, reparaît avec gloire; ses bienfaits ne sont plus méconnus; son triomphe est proclamé.

Est-il étonnant qu'il se soit trouvé et qu'il se trouve encore beaucoup d'hommes éclairés qui se demandent comment on peut croire à la médecine? Ce scepticisme n'est que trop fondé, au milieu de toutes les variations systématiques.

Et pourquoi les sarcasmes des Varron, des Pétrarque, des Boileau, des Molière, des Rousseau, ont-ils eu tant de portée, tant de vogue? Avouons-le franchement; les fausses théories, les interminables disputes des médecins, leurs fastueuses prétentions ont prêté des armes à la satire et au ridicule.

Dans tous les temps, les divers systèmes philosophiques ont exercé une grande influence sur les théories médicales: cela devait être, puisque la philosophie et la médecine se touchent par tant de points.

Les systèmes qu'ont fait éclore les séductions de la renommée ou de l'intérêt, et ceux qui reposent sur de pures hypothèses, ont perdu leur prestige.

Les systèmes doivent être considérés comme des rayons de lumière qui frappent successivement les différentes faces d'un objet pour les éclairer et en faire apercevoir les moindres détails; en sorte que tous ces systèmes réunis et réduits à ce qu'ils ont de positif, peuvent offrir des notions précises; mais leur valeur sera nulle, s'ils ne sont pas en harmonie avec l'expérience.

Profitons avec réserve des systèmes établis sur des faits naturels et bien coordonnés.

N'est-ce pas une calamité que des hommes de génie, créés de loin en loin pour le perfectionnement de la médecine, aient puisé dans les sciences accessoires les explications qu'ils ont données des phénomènes observés dans l'homme sain et malade, ou qu'ils se soient écartés de la marche tracée par Hippocrate, si judicieusement suivie par Arêtée de Cappadoce, Sydenham, Houllier, Stoll, Corvisart et tant d'autres illustrations?

Sans nous arrêter à l'analyse des divers systèmes de médecine, jetons un coup-d'œil sur l'éclectisme.

D'abord qu'est-ce que l'éclectisme? Ce n'est ni le syncrétisme, ni le scepticisme: c'est une philosophie sage, non exclusive, qui choisit la vérité dans tous les systèmes, en la dépouillant des erreurs qui l'enveloppent.

L'éclectisme n'est point une conception nouvelle; il est né le jour où un esprit éclairé et bienveillant persuada à deux adversaires passionnés, qu'à l'aide de quelques concessions réciproques, leurs opinions ne sont point inconciliables.

L'éclectisme était le rêve de Platon, d'Aristote, de Descartes; la méthode de Plotin, d'Arêtée de Cappadoce, d'André Libavius; l'Ecole d'Alexandrie l'estimait; chez les modernes, Bacon de Vérulam, Léibnitz, Mallebranche le pratiquaient; Cousin, Jouffroy, Double, Récamier, Cayol et plusieurs autres célébrités le recommandent. Il jaillit de toutes parts des riches points de vue de la nouvelle philosophie Allemande. Le moment est venu, disent Cousin et Double, de l'élever à la dignité d'un principe.

L'éclectisme est-il applicable à la Médecine? Oui, lorsque sa théorie est en rapport avec la philosophie du sens commun. Est-il bien nécessaire à l'art? Sans doute, lorsque le médecin l'étudie dans les cours de Clinique, l'observation, l'expérience et la thérapeutique: c'est principalement dans cette branche de la Médecine que la méthode expérimentale, formée des méthodes analytique, imitratrice et pertubatrice devient une nécessité.

Que désire le malade qui accorde sa confiance à un médecin? la guérison. Celui-ci peut-il toujours répondre aux espérances conçues? non: les maladies sont curables ou incurables. Quelle est donc la tâche du praticien? ne croyez pas, Messieurs, qu'elle soit toujours facile à remplir! Quoi qu'il en soit, voici le devoir du médecin consciencieux: il doit étudier l'organisme de son malade, en apprécier toutes les circonstances, établir le diagnostic, porter son prognostic, et fixer la médication. Toutes les fois que la cause morbifique lui sera inconnue, ou qu'il manquera de moyens pour l'attaquer, il fera la médecine expectante ou celle du symptôme. Mais si les efforts de la nature sont visiblement excessifs, visiblement affaiblis, visiblement pervertis, alors il agira.

Tels sont les préceptes qu'Hippocrate puisa dans l'étude approfondie de la nature. Après avoir dégagé la médecine des subtilités philosophiques, ce rare génie sut allier l'expérience au raisonnement, et constituer une doctrine vraie, dont la certitude n'est plus contestée que par les médecins systématiques ou par les sceptiques de salon.

Tous les médecins sages et expérimentés ont pris pour guide le divin vieillard; comme lui, ils se sont attachés à l'investigation des lois de la nature, à épier ses mouvements, à étudier ses modifications, à obéir à sa voix; ils ont reconnu, avec le père de la médecine, que la nature est l'agent qui maintient et répare les forces vitales, et qu'elle lutte contre les causes qui troublent l'organisme, jusqu'à ce qu'elle soit victorieuse ou vaincue : c'est dans ses efforts salutaires que les médecins trouvent les ressources qu'ils n'ont pu ni prévoir ni procurer.

C'est donc la nature qui guérit? Assurément, quand elle est bien dirigée. Les vrais médecins éclectiques en sont les meilleurs ministres.

Les systèmes doivent-ils l'emporter sur la nature?

Qu'importent les systèmes, s'ils sont démentis par l'expérience? Une seule voie ne suffit pas pour conduire à la connaissance des grands secrets de l'organisme. Des faits positifs, voilà ce que la génération actuelle réclame; des maladies, une bonne application des moyens hygiéniques, thérapeutiques, moraux, des nécropsies :

voilà la véritable instruction. Observer avec dés sens fidèles, avec un esprit sans prévention; voilà ce qui forme le vrai médecin. L'observation n'est point un paradoxe; c'est d'elle que la médecine a reçu sa splendeur; c'est d'elle encore qu'elle attend ses progrès.

Comment ne concevrions-nous pas d'heureuses espérances? L'élite des philosophes, des médecins, des corps savants est d'accord sur les avantages de l'éclectisme. Il est consolant de dire que la plupart des médecins, imbus d'opinions surannées, et les réformateurs de l'expérience des siècles, paraissent vouloir en consacrer le principe.

Que les zélateurs outrés des systèmes cessent de se faire illusion. En coordonnant les vérités imprescriptibles du naturisme avec les découvertes modernes, l'éclectisme rendra la médecine plus stable, perfectible encore, toutefois jamais destructible. Espérons que la jeunesse studieuse destinée à remplacer les praticiens judicieux suivra la marche tracée par la véritable méthode..... la méthode expérimentale, et qu'elle adoptera cette sage maxime: l'exagération des systèmes est une idole, à laquelle on sacrifie trop souvent des victimes humaines.

www.ingramcontent.com/pod-product-compliance
Ingram Content Group UK Ltd.
Pitfield, Milton Keynes, MK11 3LW, UK
UKHW021021220726
13924UKWH00001B/110